AF231649

LE MEXIQUE

CONSIDÉRÉ

AU POINT DE VUE MÉDICO-CHIRURGICAL

RAPPORT

FAIT

à la Société médicale d'Émulation de Paris

EXTRAIT

De l'Union Médicale (3ᵉ série) des 31 Mai et 7 Juin 1870

LE MEXIQUE

CONSIDÉRÉ

AU POINT DE VUE MÉDICO-CHIRURGICAL

PAR

Le Docteur Léon COINDET

Médecin principal de 1re classe à l'hôpital militaire Saint-Martin
Membre de la Société médicale des hôpitaux de Paris
Vice-Président de la Société médicale d'émulation de Paris, etc., etc.
Officier de la Légion d'honneur, etc., etc.

Ces trois volumes in-8° de 350 pages chacun, constituent la partie médicale d'un ouvrage qui est le résultat de longues et consciencieuses observations faites pendant un séjour de plus de cinq années au Mexique.

Cette partie traite surtout des altitudes dans leurs rapports avec la vie de l'homme; mais on y trouve tout d'abord, et en quelque sorte comme introduction, un récit rapide des principaux événements de la campagne (1862-1867). C'est, pour commencer, l'attaque du 5 mai, où les blessés furent pansés sous le feu de l'ennemi, d'après les propres paroles du général en chef; c'est la marche rétrograde sur Orizaba avec 345 malades; ce sont les combats de la Barranca Seca, du Borrego; c'est l'installation des hôpitaux et les fatigues de l'armée pendant cinq mois d'une expectation pleine de dangers. Puis des renforts arrivent, et la 2ᵉ division se met en marche pour les hauts plateaux. Ici se dessine l'action, l'intervention protectrice du médecin, le tableau de son rôle important sur le champ de bataille, et de sa mission non moins importante près de l'autorité en ce qui concerne la santé du soldat. Jusqu'à Puebla, il n'y a guère que des affaires d'avant-postes, et, pendant le siége de cette ville, chacun des faits de guerre importants est rapporté avec ses conséquences militaires et chirurgicales. On assiste ensuite successivement à l'arrivée des Français, des Belges, des Autrichiens, dans la capitale du Mexique; à l'établissement de la régence et de l'empire; au départ des troupes pour l'intérieur, et partout, depuis les Cumbrès jusqu'au Nord, le pays est décrit au point de vue de ses productions, flore et faune. C'est un chapitre à peu près tout nouveau, auquel s'en ajoute bientôt un autre qui traite des mœurs et coutumes des créoles, des métis, des Indiens, des étrangers, et qui n'est pas moins digne d'intérêt.

Après quelques paroles d'éloge, de reconnaissance, d'affection pour les vivants; de regrets, de souvenir pour les morts, le premier volume se termine par un coup d'œil jeté sur les caractères, la civilisation des tribus indiennes au Mexique; sur leurs migrations, leurs mouvements à différentes époques de leur histoire. On y voit que ces migrations, ces mouvements se sont toujours effectués du niveau des mers du côté des hauteurs, où la population prit un développement qu'elle n'atteignit jamais plus bas. Malgré les sacrifices humains dans lesquels on immolait chaque année au moins 20,000 victimes, malgré les luttes, les guerres sans fin, ce qu'il y a de remarquable, c'est que la population de l'Anahuac allait sans cesse en s'accroissant, en se multipliant, au point qu'elle était de plus de vingt millions à l'arrivée des Espagnols. Montezuma comptait trente vassaux pouvant chacun mettre sous les armes 100,000 hommes. Dans les lettres de Cortez, de Bernal Diaz et d'autres chroniqueurs, apparaissent à chaque instant des troupes de 40 à 50,000 soldats mexicains. Les villes étaient pressées les unes contre les autres : Mexico avait plus de 300,000 âmes, Texcoco 150,000, Aztapalapan au moins 60,000, Cholula 150,000, etc.; et les historiens de la conquête font le tableau le plus satisfaisant, sous le rapport de la force, de la vigueur, des habitants qu'ils rencontrèrent sur le plateau des Andes. Ceci est loin de parler en faveur de la non-possibilité de l'acclimatement à des élévations de 2,000 mètres et plus.

C'est la climatologie qui commence le deuxième volume, et dont l'auteur fait une étude aussi complète que possible au point de vue de la température, de la pesanteur atmosphérique, de l'hygrométrie, des vents, de la pluie, de l'électricité, des orages, des phénomènes terrestres ou célestes, etc., à l'aide d'observations personnelles ou puisées à de bonnes sources.

En ce qui concerne la température, M. Coindet fait remarquer qu'elle est en moyenne de 17° centigr. à Mexico, tandis que dans les Alpes centrales, à la même élévation, on n'a que 0°, et alors que, d'une part, la limite des neiges éternelles ne commence qu'à 4,300 mètres, d'autre part elle se rencontre à 2,708 mètres ; de sorte que l'expression de terre froide qui est appliquée à l'Anahuac, n'est que relative et en rapport seulement avec les conditions atmosphériques des contrées plus basses situées sous la même zone ; de sorte aussi qu'il est impossible de calculer, même approximativement, la température annuelle d'une station d'après son altitude ; de sorte, enfin, que, d'une manière générale, on ne peut grouper, par analogie, sous la dénomination de climat, les localités situées sous toutes les latitudes, en se basant sur le fait seul de leur élévation plus ou moins considérable au-dessus du niveau de la mer.

Entre la saison la plus chaude et la saison la plus froide, la différence de température n'est, à Mexico, que de 4 ou 5 degrés au plus. Les écarts les plus sensibles se montrent entre le soleil et l'ombre, entre le jour et la nuit. Les premiers vont jusqu'à 29 et 30 degrés, les seconds ne dépassent guère 14 ou 15. La chaleur moyenne du jour, dans les mois les plus froids, décembre, janvier, est encore de 13 à 14°, et dans les mois les plus chauds, mai, juin, elle ne va pas au delà de 20°. Les sommes de température moyenne annuelle sont, à bien peu de choses près, les mêmes. Les variations horaires sont parfois de 6, 7 degrés, et c'est ainsi que, dans le climat de Mexico, se trouvent réunis les caractères d'un climat constant et ceux d'un climat excessif.

La moyenne barométrique est de 0,5849 à Mexico, ce qui donne à peu près 2,270 mètres d'altitude et 13,580 kilogrammes de pression à la surface du corps, au lieu de 17,580, comme cela s'observe à Paris. Les fluctuations ne dépassent guère 12 à 15 millimètres entre les hauteurs extrêmes. La variation diurne comprend deux maxima (neuf heures du matin, dix à onze heures du soir), et deux minima (quatre heures du soir, lever du soleil). Ce sont les jours couverts et nuageux qui montrent les plus petits écarts entre les maxima. Le second maximum est plus faible que le premier. De trois à cinq heures de l'après-midi, les courbes barométriques éprouvent parfois une espèce de rebroussement et comme une marche désordonnée. Les minima barométriques correspondent aux maxima thermométriques.

L'humidité de l'air, dans les mois d'octobre, novembre et décembre, est d'environ 50° en moyenne, le point de saturation étant 100° ; jusqu'en mai, elle descend parfois jusqu'à 40°, pour remonter, vers la saison des pluies, jusqu'à 75°. Dans les mois les plus secs et sur les points où il n'y a ni lacs, ni ruisseaux, ni rivières, il n'est pas rare de voir l'hygromètre de Deluc descendre à 15°, et celui de Saussure à 42°. L'évaporation, on le comprend, est en rapport avec cette sécheresse et avec la pression atmosphérique.

La saison des pluies commence ordinairement vers la fin de mai ou les premiers jours de juin. Cette saison dure d'habitude jusqu'à la moitié ou jusqu'à la fin d'octobre, quoiqu'on la voie se prolonger parfois, mais rarement, jusqu'à la mi-novembre. Ordinairement, en juillet, il y a dix ou douze jours, quelquefois un mois d'interruption dans les pluies : c'est le *verano*. En dehors de la saison des pluies, il y a deux époques pendant lesquelles, ordinairement, il pleut quelques jours. C'est vers la fin de décembre ou au commencement de janvier et en avril. Les pluies commencent souvent par un orage épouvantable et des éclats de tonnerre. Il pleut presque tous les jours pendant la saison des pluies. Les pluies sont presque toujours accompagnées d'orages, si ce n'est vers la fin de la saison. Elles tombent ordinairement entre deux et quatre heures de l'après-midi, venant le plus souvent du N.-E., et les soirées sont fort belles. Après le dernier orage, qui est terrible, et que l'on nomme *despedida* (l'adieu), commencent, au lieu d'averses, des pluies fines qui n'ont plus d'heure fixe, qui sont petites et qui se continuent même pendant la nuit. Les averses (aguaceros), sont parfois accompagnées de fortes grêles, surtout vers la fin de la saison des pluies, et l'on a des grêlons de 1 jusqu'à 3 centimètres et plus. Vers la fin d'octobre et au changement de lune, il se produit une faible gelée qui chasse les pluies et les remplace par des brouillards. Les montagnes se couvrent de neige. Après les brouillards viennent les gelées plus fortes, c'est-à-dire de 2° et 3° au-dessous de 0° : la saison sèche est arrivée. Des tempêtes furieuses se déchaînent très-souvent dans la saison des pluies, et sont parfois accompagnées de trombes d'eau. Des éclairs, exclusivement au N. ou au S., sont indice de sécheresse ; alternativement au S. et au N., ils annoncent la pluie. La moyenne annuelle des pluies varie de 0ᵐ, 50 à 0ᵐ,90. Vers la fin de la saison des pluies, la voie lactée commence à briller d'une manière extraordinaire, ce qui indique l'approche des gelées ; pendant les pluies, elle perd presque tout son éclat, quoique les autres étoiles conservent le leur.

Les vents sont peu stables ; ils le sont plus dans la saison sèche que dans la saison des pluies. Ceux qui dominent sont ceux du N., S.-O., S.-E. ; tous les autres sont accidentels. N. en novembre, décembre ; S. en janvier ; S.-O. en février, mars, avril. Les S.-O. et S.-E. sont plus humides que les N., et finissent toujours par amener la pluie, tandis que ceux du N. passent par le S. avant qu'il pleuve. Quelque direction qu'ils aient, les vents amènent le beau temps lorsqu'ils se fixent ; une fois fixés, ils se lèvent vers midi et durent jusqu'à six heures du soir. Leur intensité varie, en moyenne, de la forte brise à l'ouragan. La moyenne est à peu près vent fort.

En raison de l'élévation du terrain, de la raréfaction de l'air, la déperdition de la lumière solaire est peu considérable sur l'Anahuac, d'où un ciel brillant, diaphane, limpide et lumineux. La couleur bleue en est souvent de 24° du cyanomètre de Saussure : ce qui prouve la facilité, la perfection avec laquelle les vapeurs peuvent s'y dissoudre dans l'atmosphère.

La moyenne annuelle de la déclinaison de l'aiguille magnétique est considérée comme étant, dans la capitale, de 18°, 30', 13" à l'est. Les tremblements de terre diminuent d'intensité et de fréquence, etc., etc. Je passe rapidement et j'arrive à la physiologie.

Ici, après avoir décrit les principaux phénomènes qui se produisent lors de l'ascension, entre autres l'accélération de la respiration et de la circulation, qui ne devient manifeste qu'à partir d'une certaine hauteur, et qui est en quelque sorte proportionnelle à cette hauteur, l'auteur parle de ceux qu'on observe pendant les premiers temps du séjour sur des élévations qui ne dépassent guère 2,000 mètres. Nous y voyons qu'à l'activité organique qui résulte de la montée succède tout d'abord comme une sorte de trouble, des alternatives de haut et de bas. Puis, après un temps en rapport avec les conditions physiques propres à chaque individu, avec la constitution, l'âge, etc., les fonctions se régularisent, et *cinq mille* expériences ou observations prises, non-seulement sur l'étranger acclimaté ou non, sur le créole, le métis, l'Indien, mais encore sur le cheval, ont prouvé, comme faits essentiels : 1° que, dans une atmosphère raréfiée, une fois l'acclimatement produit et seulement alors, les inspirations, restant en relation avec les pulsations à peu près : : 1 : 4, sont plus nombreuses ou plus amples que dans des conditions contraires, de manière à faire passer par les poumons, dans un temps donné, une quantité d'air proportionnelle à sa raréfaction, et à fournir ainsi à l'hématose l'oxygène qui lui est nécessaire pour qu'elle ne perde pas sensiblement de son énergie, pour que la température du corps ne baisse pas d'une manière notable ; 2° que la diminution d'oxygène dans le sang n'est qu'un effet passager de la diminution de pression lorsqu'elle se produit rapidement, et que la rupture d'équilibre entre la pression extérieure et la tension des gaz inclus dans l'organisme n'est aussi que passagère ; 3° que l'habitant des hauteurs a une taille plus petite que celui des plaines ; 4° que si, partout, il y a entre la circonférence thoracique et la taille tendance à un rapport sensiblement constant, cette tendance est bien plus prononcée encore en ce qui concerne le poids et la circonférence thoracique.

Ce sont là des résultats de l'action permanente de l'habitation, dont ne peuvent et ne pourront rendre compte des expériences faites au niveau des mers par un séjour plus ou moins prolongé dans des appareils *ad hoc*, même en ayant soin d'y entretenir un renouvellement constant de l'air ambiant dont le degré de pression demeure constant. Il est, du reste, dans la considération d'un climat, bien d'autres conditions que la diminution de pression, dont il faut savoir tenir compte quand on envisage ce climat dans ses rapports avec la vie de l'homme ; et il est évident, d'après ce que nous avons dit plus haut, que ces conditions ne peuvent être les mêmes à la même hauteur, dans les Alpes centrales, par exemple, que sur les cordillières des Andes mexicaines. M. Coindet parle de ce qu'il a observé sur l'Anahuac, et il en résulte pour lui que l'acclimatement y est indubitablement possible pour l'individu comme pour sa descendance. Indépendamment de ce qu'il a rapporté à cet égard, relativement aux anciennes tribus indiennes, des recherches statistiques bien interprétées lui ont en effet démontré que, du chiffre de 4,683,680 en 1793, la population du Mexique était arrivée à celui de 8,604,000 en 1858. Avec l'addition de 113,000 habitants, correspondant aux provinces cédées aux Américains par le traité de Guadalupe, nous avons ainsi une différence de 4,033,320 ; c'est-à-dire que cette population s'est presque doublée en 65 ans ; et la France, avec ses immenses ressources et ses efforts pour répandre le bien-être sur toutes les classes, n'atteint qu'un progrès annuel de 5 pour 1,000. Quant à l'accroissement suivant les régions, ces mêmes statistiques ont fait voir que les États des hauts plateaux donnent, à populations égales, une augmentation moyenne annuelle de 4,969 ; tandis que les autres États des niveaux intermédiaires et inférieurs n'en fournissent qu'une de 2,368. Nous y remarquons enfin que la race blanche s'est doublée, en 52 ans, à Mexico, dans une période de soulèvement contre la métropole, pendant laquelle l'expulsion des Espagnols fut décrétée ; pendant laquelle les guerres civiles acquirent un caractère de plus en plus sanguinaire et destructeur ; pendant laquelle eut lieu l'invasion des États-Unis, etc., etc. Les traitements barbares des premiers colons, les travaux forcés, la misère, l'abandon, etc., expliquent la diminution des Indiens, qui n'est pas exclusive au Mexique, et que l'on observe dans bien d'autres colonies espagnoles : la Confédération argentine, par exemple, comme le dit M. Martin de Moussy. L'absence de femmes européennes au début de la conquête, la préférence de la métisse pour le blanc rendent compte de l'augmentation des métis et de leur rapprochement rapide vers le type caucasien : résultat auquel on ne peut qu'applaudir, car le métissage entre races trop éloignées ne paraît à l'auteur donner tout d'abord que de mauvais produits, qui ont fait et qui font encore porter tant d'accusations plus ou moins méritées sur la valeur physique et morale des Mexicains.

L'acclimatement, qui s'effectue d'autant mieux que l'ascension est plus lente, plus graduelle, est soumis à des aptitudes de race, d'organisation, à des conditions de santé, de maladie, etc. ; mais ce qui lui est indispensable, c'est une bonne hygiène, et aujourd'hui, comme depuis longtemps, du reste : alimentation insuffisante, en quantité et en qualité ; abus des boissons alcooliques ; défaut d'exercice, qui entrave l'oxydation interstitielle ; épuisement ou perturbations du système nerveux résultant de l'organisation sociale, des mœurs, des habitudes ; intoxication vénérienne si fréquente et si grave, etc., etc., tout se réunit, indépendamment des influences pathologiques qui dérivent du sol, pour détériorer l'espèce, et pour la plonger dans un état de faiblesse, de langueur qu'on ne peut rattacher à la raréfaction de l'air, et que l'on considérerait à tort comme étant de l'anémie sans modifications dans la proportion des éléments solides et liquides du sang. L'anémie se montre, sur les hauts plateaux, au même titre et avec les mêmes caractères qu'au niveau des mers.

A la physiologie succède la pathologie, où nous voyons tout d'abord que c'est pendant les mois de juin, juillet, août, septembre, que les affections des voies respiratoires sont les plus rares et les moins graves. En été, il y a beaucoup de diarrhées, de dyssenteries, de maladies du foie, etc.; la mortalité diminue en automne, en raison de la température qui est alors moins élevée, plus uniforme ; mais, à la fin de cette saison, les foyers d'infection, comblés par l'eau de la station antérieure, commencent à se dessécher, l'air se vicie, et la mortalité, plus grande, se continue pendant l'hiver, époque où les affections pulmonaires sont surtout communes. Au printemps, il y a passage assez violent du froid au chaud, les lacs, les rivières sont arrivés à leur minimum, laissant au contact de l'air de vastes dépôts de matières organiques; et en mai, qui est remarquable par sa sécheresse, par sa haute température, la variole, la rougeole, la scarlatine, le typhus, les maladies nerveuses abondent, entraînant un nombre beaucoup plus considérable de décès qu'à toute autre époque. La saison des pluies est précédée de quelques jours par un temps lourd, pendant lequel la mortalité atteint son maximum.

Les affections inflammatoires qui tiennent surtout aux transitions brusques de température, au passage du soleil à l'ombre, du jour à la nuit, s'accompagnent tout d'abord d'une réaction vive, mais de peu de durée, en raison des efforts qu'elle exige ; d'où nécessité de s'en rendre rapidement maître, surtout quand elles atteignent les organes respiratoires qui ont sans cesse besoin de toute leur intégrité, et qu'une altération ne peut atteindre sans entraîner bientôt des phénomènes asphyxiques.

L'évaporation qui s'opère d'une manière si constante à la surface des muqueuses des premières voies y entretient un état d'excitation permanente qui, à la moindre occasion, devient le point de départ d'afflux sanguins, de congestions locales, de véritables inflammations. La sécheresse de l'air rend la diphtérie rare, bien qu'elle s'observe parfois. Sous l'influence de la raréfaction de l'air, la poitrine fait des efforts plus grands pour en introduire une plus grande proportion, et c'est ainsi que l'emphysème vésiculaire se rencontre souvent sur l'Anahuac.

La phthisie, inconnue comme la syphilis chez les Indiens qui fuient le séjour des villes, est rare partout sur les hauteurs, chez ceux qui jouissent de conditions hygiéniques favorables. On ne l'observe que dans la classe malheureuse, qui vit entassée dans des habitations étroites, humides, mal aérées, mal éclairées, etc. C'est à peine si l'auteur en a rencontré quelques cas chez nos soldats. La prédisposition à cette maladie semble s'éteindre sur l'Anahuac ; mais, une fois déclarée, la tuberculose marche rapidement en raison des tendances congestionnelles et inflammatoires si fréquentes à Mexico, et en raison aussi de l'obstacle permanent apporté au libre exercice de la respiration.

L'activité de la circulation rend assez communes les maladies du cœur sous forme hypertrophique.

On remarque sur les altitudes du Mexique les mêmes tendances à la diarrhée que sur les hauteurs d'autres pays chauds. Facilement curable au début, cette affection, lorsqu'elle se prolonge ou se répète, entraîne inévitablement l'anémie. Bien que les dyssenteries soient assez nombreuses et qu'elles fassent souvent des victimes, surtout chez les enfants, elles sont loin d'avoir la fréquence et la gravité que l'on observe à des niveaux inférieurs.

Les maladies du foie se bornent généralement à la congestion, à la phlogose et à l'abcès.

Les paralysies sont fréquentes à Mexico, par suite de congestions, d'hémorrhagies, de ramollissements cérébraux et rachidiens. Les flux hémorrhagiques ou simplement congestifs s'observent encore du côté de l'utérus, surtout au col, où ils produisent souvent, par suite de l'habitude fluxionnaire acquise, des engorgements avec ou sans granulations inflammatoires, avec ou sans excoriations ulcéreuses. Il n'est pas rare, chez les femmes débiles, que le défaut de contractilité de la fibre utérine donne lieu à des hémorrhagies passives lors de la parturition. Les apoplexies se montrent surtout en automne, par suite de la transformation de la température, qui, depuis l'équinoxe, passe rapidement du chaud à un froid relatif, en même temps que la condensation de l'atmosphère succède brusquement à sa raréfaction. L'hiver s'annonce d'une manière graduelle ; les sécrétions substitutives de la transpiration ont eu le temps de s'établir, et c'est ce qui rend compte pourquoi les mois de décembre, janvier, février, sont ceux qui en fournissent le moins.

Irritabilité et prédominance du système nerveux, électricité, changements de température, vents, régime anti-hygiénique, irrégularité de l'alimentation, abus des alcooliques, mœurs, coutumes, etc., etc., tout cela rend compte de la fréquence des maladies qui, idiopathiquement ou sympathiquement, attaquent les centres nerveux. De longues études sur l'aliénation mentale ont fait voir à M. Coindet qu'on ne rencontrait guère, à Mexico, qu'un fou pour 2,667 habitants, moins qu'à Naples, plus qu'à Saint-Pétersbourg. La folie est plus rare chez les hommes et les femmes mariées que chez les célibataires. Sous le rapport de l'âge, de 10 à 20 ans , on ne remarque que quelques cas isolés ; de 20 à 30, les cadres se remplissent tout d'un coup ; de 30 à 40 ans, il y a affluence, il y a foule ; de 40 à 50, le chiffre décroît. Eu égard au sexe, la prépondérance existe du côté du sexe masculin. Les fous sont rares chez les Indiens, où ils sont entourés d'un certain respect. C'est la classe des commerçants qui, dans l'ensemble de la population, en fournit le plus. C'est pendant la saison chaude que la folie se déclare surtout. Sa cause la plus fréquente est l'abus des alcooliques. Ses formes les plus communes sont la manie aiguë ou chronique, tranquille ou furieuse, continue ou intermittente, avec ou sans hallucinations, etc.; puis, les monomanies, surtout l'ambitieuse; enfin, la démence, les folies épileptiques, hystériques, hypocondriaques, le délire des ivrognes, les folies alcooliques. Le suicide est rare chez les Mexicains.

L'auteur examine les fièvres éruptives qui sont très-communes, surtout la variole, en raison de la rareté des vaccinations, et il arrive aux fièvres intermittentes. A cet égard, il dit que l'abaissement *relatif* de la température lui semble ici avoir plus d'influence que la nature du sol, des végétaux, que la raréfaction de l'air et les autres conditions climatologiques, pour faire perdre au miasme paludéen de son activité, de sa perniciosité, bien que ceci s'observe à un degré beaucoup moindre qu'on n'a voulu le prétendre, puisque, à n'en pas douter, la cachexie palustre se rencontre chez les Indiens, chez les métis, de même que les fièvres rémittentes qui ne manquent souvent pas de gravité. Plus de 700 observations prises à San-Luis de Potosi lui ont démontré : 1° Que les fièvres intermittentes se trouvent mieux, que les diarrhées et les dyssenteries contractées dans les terres chaudes du Mexique, du séjour des hauts plateaux; 2° que les fièvres intermittentes, les diarrhées et les dyssenteries contractées dans les terres chaudes du Mexique éprouvent une amélioration réelle de leur transport sur les hauteurs, lorsqu'elles sont encore à l'état aigu, et que les forces du sujet ne sont pas sensiblement affaiblies; 3° que le contraire a lieu lorsque ces affections revêtent déjà un caractère chronique, et ceci d'autant plus que l'état cachectique est déjà plus prononcé.

Le typhus des hauts plateaux, qui se rapproche autant du typhus *fever* des Anglais qu'il s'éloigne de notre fièvre typhoïde, prend sa source dans des foyers d'infection. Il se rencontre partout au Mexique, mais il n'est endémique que sur l'Anahuac. La raison en est qu'à des niveaux inférieurs les conditions climatériques permettent l'habitation dans des locaux mieux aérés, moins infectés, etc.; et que les ruisseaux, les rivières, les lacs y sont permanents; tandis que sur les hauteurs ils se dessèchent à certaines saisons, laissant au milieu des villes et des villages de vastes dépôts d'immondices. Puis, le vêtement est plus léger, moins crasseux, la propreté plus grande d'une part que de l'autre, etc., etc. Enfin, dans d'autres régions, à des élévations au moins aussi considérables, le typhus ne se rencontre pas avec une hygiène meilleure.

La fièvre typhoïde, qui est rare sur l'Anahuac, s'y présente avec les mêmes caractères et les mêmes lésions que chez nous.

La fièvre jaune contractée à la côte se développe, mais ne se propage pas sur les hauteurs. Le choléra ne respecte aucun niveau; cependant, plus les localités sont élevées, moins la mortalité est considérable.

Rien de particulier relativement au cancer, à la pustule maligne, au charbon. Tout en prenant en considération la vie en plein air habituelle au Mexique, constatons chez les animaux l'immunité relative sur l'Anahuac, pour les tubercules, la morve, le farcin. La rage est au moins très-rare. Il en est de même de la pellagre, si tant est qu'elle existe, malgré l'alimentation générale par le maïs, malgré l'existence du verdet et des autres altérations de cette céréale, etc. La sécheresse et la lumière vive de l'Anahuac rendent la scrofule peu commune avec une hygiène satisfaisante. La fréquence du goître n'est nullement en rapport direct avec l'élévation du sol. L'absence de tænia et de trichinose tient sans doute aux préparations que l'on fait subir à la viande de porc, qui est rarement mangée sans être cuite. Le froid humide des nuits, surtout lorsqu'on le combat immédiatement par l'exposition des parties à une chaleur assez intense, donne assez souvent lieu à de l'artérite, et par suite à de la gangrène, que l'on observe parfois à la fin du typhus, et comme conséquence d'embolies artérielles qui ne sont pas rares.

La principale des maladies de peau est la lèpre, dont on distingue trois formes : la tuberculeuse, l'anesthésique, la tachetée, et sur l'origine de laquelle on n'est pas bien fixé. Peu de gale malgré la malpropreté. Absence des différentes formes du sycosis dites parasitaires, par suite du manque de barbe chez les Indiens. Fréquence chez eux du pityriasis versicolor, etc.

Animaux venimeux nombreux, piqûres et morsures fréquentes, accidents mortels rares. Intensité de la lumière, reverbération solaire, tourbillons de poussière, ce sont là des causes nombreuses d'affections oculaires. L'air pur de l'Anahuac, rendu peu irritant par la faible quantité d'oxygène qu'il renferme, a une influence heureuse sur les plaies.

Obligé d'être bref, j'arrive de suite à l'hygiène, qui compose le troisième volume, et où chacune des maladies que nous venons de passer rapidement en revue est examinée au point de vue de l'influence du climat des hauteurs. C'est là le premier paragraphe des circumfusa. Le second traite des eaux. Nous y voyons que celles des sources et des ruisseaux sont généralement caractérisées par leur limpidité, leur saveur fraîche et agréable, leur odeur nulle, l'absence presque complète de matières organiques, et une faible proportion de principes minéraux, bien que suffisante pour leur donner toutes les qualités d'une bonne eau potable. Celles des puits et des norias ont une saveur plus ou moins salée, et elles contiennent une assez grande quantité de chlorures et de sels de chaux pour les rendre peu propres au savonnage et à la cuisson des légumes. Celles des mares, alimentées directement par les pluies, ne contiennent que des traces de sels minéraux en solution. En revanche, elles renferment beaucoup de matières organiques et de terre en suspension. Convenablement filtrées et désinfectées avec du charbon, elles peuvent cependant fournir une boisson assez bonne. Dans le pays, on se contente de laisser déposer l'eau dans une suite de vases en terre, puis on la décante jusqu'à clarification à peu près complète. Les eaux des barrages, qui servent pour les irrigations, sont en même temps salubres et dans des conditions qui permettent de les employer pour l'alimentation. Il y a enfin des eaux alcalines, sulfureuses, ferrugineuses, etc., etc.

Dans le troisième paragraphe, il est question du sol qui, par sa configuration, dit M. Chevalier, se trouve placé dans les meilleures conditions pour que la race européenne prospère, s'entoure des cultures qu'elle aime, des industries où elle excelle, et vive dans des conditions propices pour sa santé et l'exercice de ses facultés en tout genre.

L'Anahuac est un plateau constitué par d'immenses plaines qui paraissent être les bassins desséchés d'anciens lacs, et qui se suivent les unes les autres, n'étant séparées que par des collines qui ont à peine 200 ou 250 mètres au-dessus de la surface aplanie du fond. Le sol en est couvert presque partout de terre végétale argileuse très-favorable aux céréales, aux graminées; et à l'intérieur, on y trouve des filons argentifères en nombre illimité.

Le quatrième paragraphe est relatif aux habitations particulières et aux édifices publics. La principale condition que doivent remplir les premières, c'est d'être assez spacieuses, assez bien ventilées pour compenser par la quantité la qualité de l'air respiré. Il en est ainsi dans l'intérieur des villes, mais nullement dans les faubourgs, ni dans les campagnes. Les égouts, les latrines, laissent partout beaucoup à désirer, de même que l'entretien, la propreté des places, des rues, des édifices publics.

Au chapitre des ingesta, nous trouvons parmi les boissons : 1° le *pulque*, boisson habituelle des Mexicains, que l'on tire du *maguey*, et dont on reconnaît plusieurs espèces ; 2° l'*aguardiente,* qui provient de la distillation du *pulque* ; 3° le *mescal*, que l'on se procure en faisant cuire, sous la cendre, la racine d'une des petites espèces de *maguey*, et en la soumettant ensuite au pressoir, d'où il s'écoule un miel qui, soumis à la distillation, donne la liqueur en question ; 4° le *tepache* commun, le *tepache de tumbiriche*, la *chicha*, la *chia*, le *pozole*, la *colonchi*, etc., etc. Au nombre des aliments, le plus usuel est le maïs, déjà peu nutritif par lui-même, et qui le devient encore moins par suite des préparations qu'on lui fait subir; de sorte qu'ingéré seul, sous forme de *tortille*, d'*atole*, comme il arrive le plus souvent, ou bien uni aux haricots (*frijoles*), aux piments (*chile*) il constitue une nourriture évidemment insuffisante.

A propos des excreta, il est surtout question des bains, dont on a toujours fait un assez grand usage sur les hauteurs. Les anciens Mexicains avaient des appareils particuliers pour prendre des bains de vapeur, dont ils se servaient dans beaucoup de maladies, et principalement dans les fièvres occasionnées par des arrêts de transpiration, dans les rhumes, etc. Les

Indiennes y avaient et y ont encore recours après l'accouchement, comme ceux qui ont été blessés ou piqués par un animal venimeux.

Les *applicata* fournissent à l'auteur l'occasion de passer en revue les costumes indigènes, d'en examiner les avantages et les inconvénients, et de signaler les dangers de la nudité que l'on remarque non-seulement chez les Indiens, mais encore dans toute la basse classe, qui n'a d'ordinaire, pour tout vêtement, que des chapeaux de paille en ruine, des chemises tailladées, des *rebozos*, des *cnaguas*, des *calzones* effrangés, des *frazadas* festonnées et macérées dans la crasse, etc.

Quant aux *percepta*, l'auteur signale en première ligne l'influence des altitudes sur le sens de l'ouïe qui s'altère et se perd, pour peu que l'on soit déjà atteint antérieurement de dysécée. La vue exige que l'on prenne des précautions contre l'intensité de la lumière, contre les tourbillons de poussière, contre la sécheresse qui résulte de l'évaporation rapide des larmes, etc.

Les *gesta*, enfin, traitent de l'influence de l'exercice indispensable à l'entretien de l'activité fonctionnelle sur les hauteurs. La marche et le petit trot sont des allures favorables ; mais la course précipitée et le galop entraînent rapidement, comme tous les efforts, l'essoufflement, la suffocation.

Nous terminons là le compte rendu de cet ouvrage, dont nous n'avons donné qu'une esquisse rapide et très-incomplète, mais suffisante cependant pour en faire apprécier l'importance et la valeur.

Paris. — Typographie Félix Malteste et Cᵉ, rue des Deux-Portes-Saint-Sauveur, 22.